AF612961

**MARCO GERMANI**

# I 5 FALSI MITI DEL DIMAGRIMENTO

**Tutto Quello che Devi Sapere per Tornare in Forma e Prenderti Cura di Te**

Titolo

"I 5 FALSI MITI DEL DIMAGRIMENTO"

Autore

Marco Germani

Editore

Bruno Editore

Sito internet

www.brunoeditore.it

Tutti i diritti sono riservati a norma di legge. Nessuna parte di questo libro può essere riprodotta con alcun mezzo senza l'autorizzazione scritta dell'Autore e dell'Editore. È espressamente vietato trasmettere ad altri il presente libro, né in formato cartaceo né elettronico, né per denaro né a titolo gratuito. Le strategie riportate in questo libro sono frutto di anni di studi e specializzazioni, quindi non è garantito il raggiungimento dei medesimi risultati di crescita personale o professionale. Il lettore si assume piena responsabilità delle proprie scelte, consapevole dei rischi connessi a qualsiasi forma di esercizio. Il libro ha esclusivamente scopo formativo.

# Sommario

# Introduzione

Secondo studi diffusi dal Ministero della Salute, un italiano su tre è in sovrappeso e uno su dieci è clinicamente obeso. La stessa situazione, spesso con statistiche ancora più allarmanti, si presenta in ogni singolo Paese del mondo occidentale e inizia a manifestarsi anche in alcuni di quelli in via di sviluppo. Viviamo in un'epoca in cui esiste una vera e propria epidemia di sovrappeso, paragonabile alle grandi epidemie che hanno colpito il genere umano nei secoli passati mietendo milioni di vittime.

Se consideriamo che oltre il 75% dei decessi in Italia oggi può essere in qualche modo ricondotto a patologie causate da scorretto stile di vita o abitudini nutrizionali sbagliate, non è difficile intuire la gravità di questa situazione anche a livello economico e sociale. In mancanza di salute, energia e benessere, tutto diventa difficile e nessun'altra ricchezza materiale può compensare questi fattori. In molti anni di studio e apprendimento su questi temi, prima per passione e poi anche per lavoro, mi sono imbattuto in un'enorme quantità di informazioni, spesso completamente contrastanti tra loro.

Ho quindi capito che, molto spesso, il vero ostacolo al nostro benessere fisico e al conseguimento del nostro peso forma non è quello che non sappiamo, ma proprio quello che sappiamo e crediamo veritiero, mentre in realtà è privo di qualunque fondamento scientifico. Queste informazioni sbagliate a volte sono talmente diffuse e universalmente accettate da essere diventate dei veri e propri "falsi miti" sul dimagrimento e la nutrizione, promossi in continuazione dall'industria delle diete, che sviluppa un fatturato annuo di miliardi di euro.

Ho deciso di scrivere questo ebook per contribuire a sfatare questi falsi miti, proponendo in maniera semplice e concisa verità scientifiche sviluppate e diffuse da nutrizionisti e scienziati di fama mondiale, insigniti con i più alti riconoscimenti nel loro campo. Questo ebook non ha la pretesa di essere un trattato scientifico sulla nutrizione né tantomeno di essere un testo esaustivo su questi temi. Si prefigge invece di presentare in modo chiaro e univoco alcuni concetti base sulla nutrizione, che potrai implementare immediatamente nella tua vita, constatando dei benefici concreti e misurabili.

Ti invito a leggere quanto segue con mente aperta, cercando per un attimo di mettere da parte quello che già sai su questi temi e cercando solo di valutare, con il tuo buon senso, se i concetti e le affermazioni che seguono per te hanno senso o meno. Esattamente come ho fatto io quando sono entrato per la prima volta in contatto con queste informazioni.

L'informazione da sola però non basta e deve essere seguita dall'azione, l'unico vero modo per cambiare le cose e raggiungere qualunque tipo di traguardo. Ti auguro quindi buona lettura e, soprattutto, buona azione!

# CAPITOLO 1:
# Come risolvere definitivamente il problema del controllo del peso

## La decisione fatidica

Probabilmente è successo anche a te. I fattori scatenanti possono essere diversi: forse un pantalone che portavi abitualmente in passato e che a un certo punto non riuscivi più a chiudere in vita, oppure qualche tuo amico che, scherzando, ha fatto un commento su come tu fossi particolarmente "in salute" in quel periodo. Spesso può essere un evento ciclico, che si ripete sistematicamente. Ad esempio, ogni volta che l'estate si avvicina, il solo pensiero di doverti mettere in costume ti causa veri e propri attacchi di panico.

Il risultato, in ogni caso, è sempre lo stesso: qualcosa scatta dentro di te e capisci che non puoi aspettare oltre, che è il momento di prendere la fatidica decisione e di dire a te stesso: «Da domani mi metto a dieta!» Si tratta di un riflesso quasi incondizionato: “voglio dimagrire = devo mettermi a dieta”.

**SEGRETO n. 1: se hai intenzione di dimagrire, la decisione più sbagliata che puoi prendere è quella di “metterti a dieta”.**

Durante i miei corsi di formazione sulla nutrizione, spesso faccio svolgere ai presenti questo esercizio: chiedo loro di dirmi le prime parole che gli vengono in mente quando pensano al termine “dieta”. Le più ricorrenti sono le seguenti: sofferenza, sacrificio, digiuno, fame, privazione. Non proprio segnali positivi e incoraggianti per il nostro cervello! Ci troviamo quindi di fronte a un primo grande conflitto interiore. Siamo davvero motivati a perdere peso e a rimetterci quel pantalone che ora ci va stretto o a poter esibire il nostro fisico al mare in tutto il suo splendore, ma la prospettiva di mesi di sofferenza e privazione in un certo senso ci scoraggia prima ancora di avere iniziato il nostro percorso.

In altre parole, siamo presi tra due forze contrastanti: da una parte il desiderio ardente di cambiare la nostra condizione fisica, causato dal dolore e dalla sconvenienza della situazione attuale, culminata con l’evento scatenante che ci ha fatto prendere la decisione. Dall'altra parte, per un nostro naturale istinto di sopravvivenza, proviamo avversione e timore verso tutto ciò che ci può fare uscire dalla nostra "zona di confort".

In questo caso il timore è ancora più accentuato dato che, se le privazioni alimentari che associamo inconsciamente alla dieta fossero eccessive e prolungate, potremmo addirittura mettere in pericolo la nostra salute e la nostra stessa sopravvivenza. Morire di fame per scelta volontaria non è una prospettiva che il nostro subconscio è disposto a considerare, nemmeno lontanamente. Ecco perché, se vuoi dimagrire, prendere la decisione di metterti a dieta ti fa partire subito con il piede sbagliato ed è probabilmente una delle peggiori scelte che puoi operare in questo caso.

**Cos'è veramente una dieta**

Per dieta si intende, originariamente, un regime alimentare controllato e studiato per ottenere uno specifico risultato, su base consistente nel tempo. Ad esempio, un atleta deve seguire consistentemente una certa dieta per massimizzare le sue performance sportive; una persona allergica a un certo alimento, deve seguire per tutta la vita una dieta priva di questo alimento per evitare problemi di salute. Tuttavia, la potente industria del dimagrimento, che ha un giro di affari di vari miliardi di euro e che ogni giorno "comunica" con noi tramite pubblicità di vario genere, ci ha trasmesso il concetto che una dieta è un regime alimentare caratterizzato da restrizioni. Dobbiamo seguirlo per un periodo circoscritto, e più questo periodo è breve, più la dieta è percepita come efficace. Inoltre è pensato come funzionale al solo scopo di dimagrire, perché se dimagriamo, la dieta ha avuto effetto, se non dimagriamo, la dieta non funziona.

Un esempio illuminante per capire quanto sia potente l'influenza di questo tipo di credenza, riguarda la famosa dieta a Zona, che forse hai già sentito nominare. Questo regime alimentare, sviluppato dal medico americano Barry Sears e i cui concetti base richiamano gli studi dei maggiori nutrizionisti, ha avuto un enorme successo commerciale, con la vendita di milioni di libri in tutto il mondo, proprio perché pubblicizzato come dieta.

Però leggendo una qualunque delle sue pubblicazioni, ci si rende conto che il dottor Sears si preoccupa di specificare, ripetutamente e in modo inequivocabile, che il regime alimentare da lui proposto non ha nulla a che vedere con una dieta, nell'accezione comune del termine. Si tratta, invece, di un insieme di principi e consigli riguardanti la corretta nutrizione che, se seguiti in maniera consistente, possono portare dei benefici alla salute e al benessere delle persone, incluso il raggiungimento del peso forma.

Se le stesse informazioni fossero state diffuse sotto il nome di "regime alimentare della Zona", probabilmente non avrebbero riscosso lo stesso successo commerciale. Lo stesso discorso vale, ovviamente, per tutta la miriade di diete pubblicizzate oggi dai mass media, ognuna con qualche caratteristica "miracolosa", sempre mirata al dimagrimento in breve tempo e senza soffrire la fame.

Tornando al nostro esempio iniziale, dopo aver deciso di metterti a dieta per eliminare i kg superflui, se sei riuscito a orientarti tra le migliaia di soluzioni disponibili in farmacia o pubblicizzate sulle riviste, hai iniziato a pesare gli alimenti e privarti di tutto ciò che prima ti piaceva a tavola. Dopo di che, passato l'entusiasmo dei primi giorni, hai capito che, contrariamente a quanto era stato comunicato nelle pubblicità, per portare avanti su base quotidiana un simile regime di privazione alimentare e controllo degli alimenti per un periodo di almeno quarantacinque-sessanta giorni, che è il tempo minimo necessario per avere un risultato, è indispensabile un notevole sforzo di disciplina e una notevole forza di volontà.

Nella peggiore delle ipotesi avrai ingrossato le fila di quel 63% di persone che, secondo dati statistici, dieci giorni dopo aver iniziato una dieta dimagrante, l'abbandona completamente e torna alle sue vecchie abitudini alimentari, avendo deciso che la sofferenza e le privazioni cui sottoporsi non erano sostenibili e che preferisce tenersi il sovrappeso. Se invece la tua motivazione a perdere quei kg era davvero forte, probabilmente hai portato avanti il tuo proposito e hai raggiunto il peso che ti eri prefissato.

**SEGRETO n. 2: una dieta non è quello che l'industria del dimagrimento ti ha condizionato a credere ma è un regime alimentare controllato ed equilibrato sostenibile nel tempo.**

Che succede ora? È finita la dieta e hai ricominciato a mangiare come prima; magari hai usato un po' più di accortezza all'inizio ma poi sei tornato completamente alle vecchie abitudini. Ecco quindi il famoso "effetto yo-yo" tipico delle diete: si perdono i kg e poi si riprendono pochi mesi dopo, per ricominciare il ciclo, che include ogni volta una buona dose di sofferenza, privazioni e disciplina. Senza dimenticare l'investimento economico in prodotti dimagranti comperati in farmacia che spesso si fa.

**Per dimagrire non devi metterti a dieta**

Eccoci dunque arrivati a sfatare il primo falso mito sulla nutrizione secondo il quale "per dimagrire devi metterti a dieta". Per dimagrire, invece, "non" devi metterti a dieta. Devi piuttosto decidere di cambiare in modo consistente e continuativo le tue abitudini alimentari, comprendendo come funziona veramente il tuo organismo e trovando la migliore strategia per nutrirti in modo sano, senza privarti di nulla e senza includere in questo processo un uso eccessivo della forza di volontà.

La brutta notizia, infatti è che la forza di volontà non dura per sempre e, per normali evenienze della vita, può succedere che in un dato periodo sia un po' meno "forte". Se la scelta del tuo regime alimentare si basava in gran parte sulla tua presunta abilità a “resistere alle tentazioni” e a “rinunciare” a quello che ingrassa, ti troverai presto a combattere con i sensi di colpa e la frustrazione di non aver saputo portare avanti a tempo indefinito il tuo proposito. Questo non dipende dalla forza del tuo carattere ma da un normale meccanismo psicologico degli esseri umani che, non lo dimentichiamo, hanno in sé anche una buona componente “animale”, che non sempre può essere controllata dalla ragione.

Essendo però dotati di cervello, possiamo trovare una strategia alternativa per contrastare questa nostra incostanza in quanto a forza di volontà. Possiamo, infatti, stabilire dei rituali, delle abitudini alimentari che ci portano sulla retta via e alle quali non dobbiamo pensare ogni volta, ripetendole invece in modo semplice e automatico.

Ad esempio, la mattina quando ti svegli non devi pensare che dovrai lavarti i denti: è un processo automatico, o almeno lo spero! Lavarti i denti è qualcosa che fai sistematicamente ogni mattina e che ormai fa parte della tua routine. Parlando di alimentazione, la persona che ogni mattina esce da casa e fa colazione con cappuccino e cornetto al bar, ha semplicemente acquisito questa routine e non è difficile prevedere quale sarà il suo futuro da un punto di vista di forma fisica.

Se già non si trova in questa condizione, probabilmente presto avrà problemi a controllare il suo peso, probabilmente il suo grado di energia non sarà ottimale e probabilmente il suo sistema immunitario non sarà uno dei più forti. Questa persona può anche decidere di mettersi a dieta e per un periodo di rinunciare, con sacrificio, al suo cappuccino e cornetto allo scopo di dimagrire, ma non avrà comunque risolto il problema.

Se la sua forza di volontà è notevole, può portare avanti questo proposito per un tempo sufficientemente lungo a perdere qualche kg ma, nella sua testa, la dieta resterà qualcosa di temporaneo, che non ha sostituito in modo definitivo la sua routine. Non è difficile prevedere che, quando la persona dell'esempio riprenderà la sua routine al bar, torneranno anche i kg superflui e il ciclo inizierà daccapo.

Ecco quindi che la chiave per un dimagrimento a lungo termine è semplicemente la ricerca di nuove abitudini alimentari potenzianti, che possano sostituire quelle esistenti ed essere egualmente gratificanti, pratiche ed economiche.

**SEGRETO n. 3: per dimagrire devi cambiare in modo consistente e continuativo le tue abitudini alimentari, seguendo una precisa strategia che non implichi un uso massiccio della forza di volontà.**

### Il cibo è un piacere e va sfruttato

«Tutte le cose belle della vita sono proibite, danneggiano la nostra salute o fanno ingrassare»; è una citazione attribuita a Oscar Wilde che, seppure in modo ironico e sicuramente esagerato, definisce bene il problema che insorge quando si parla di cibo. Perché un piatto di lasagna, una torta al cioccolato o una pizza fumante sono per noi più appetibili di una bella zuppa di verdure, un piatto di riso integrale o una ricca insalata mista?

La risposta, ancora una volta, va cercata nella nostra genetica e nell'istinto di sopravvivenza ancestrale della specie umana. In uno scenario di scarsa disponibilità di alimenti e di grosso impiego fisico richiesto ai nostri antenati della preistoria, la natura ha fatto in modo che gli alimenti più energetici, quindi ricchi di zuccheri, e quelli più calorici, ricchi di grassi, fossero anche i più appetibili al palato.

Secondo un sondaggio, diffuso dalla rivista *Panorama* qualche anno fa, il cibo è considerato dagli italiani il maggior piacere della vita, ben al di sopra del secondo classificato: il sesso. Spesso sento persone dire frasi come: «Io non potrò mai dimagrire, mi piace troppo mangiare!» Beh, se conosci qualche persona in salute a cui non piace mangiare, presentamela perché sarei curioso di conoscerla anch'io.

Mangiare piace a tutti e il cibo è anche un modo fantastico di conoscere e apprezzare la cultura di un popolo. Basti pensare alla varietà e alla ricchezza delle cucine regionali italiane, con vere e proprie prelibatezze a nostra disposizione a prezzi oggi più che abbordabili. Personalmente credo sia giusto cercare di godere del piacere del cibo quanto più possibile, bisogna però farlo con la testa e non con l'istinto animale di cui abbiamo parlato in precedenza.

Adottare un regime alimentare controllato con la giusta strategia per almeno l'80% dei nostri pasti, ci consente infatti di godere di maggiore salute e benessere e probabilmente di vivere più a lungo, quindi di godere del piacere del cibo per un tempo maggiore! A mio avviso, infatti, un 20% della nostra nutrizione non dovrebbe essere sottoposto ad alcun controllo, se non quello del nostro buon senso, dato che gli eccessi sono sempre e in ogni caso dannosi.

Infatti, non è quello che facciamo nella minor parte del tempo che determina il nostro destino ma quello che facciamo per la maggior parte del tempo. Se siamo in evidente sovrappeso o se il nostro stato di energia, benessere e vitalità non ci soddisfa, vuol dire semplicemente che le scelte alimentari e di stile di vita che facciamo consistentemente, giorno dopo giorno, non stanno dando i risultati che vorremmo. Se continuiamo di questo passo, rischiamo di dover smettere presto di godere del piacere del cibo. Per sempre.

**SEGRETO n. 4: controllare la tua alimentazione per l'80% del tempo ti consente di poterti godere liberamente il piacere del cibo nel restante 20%, quindi per un tempo probabilmente più lungo di quello che avresti a disposizione se non lo facessi.**

Che dire poi dei sensi di colpa con cui ci troviamo a combattere quando, seduti a tavola davanti al nostro piatto preferito, che non è certo un piatto che ci farà dimagrire, abbiamo l'inconscia consapevolezza che non dovremmo mangiarlo. Sì, perché siamo già abbondantemente in sovrappeso e questa ennesima concessione culinaria non farà che peggiorare la situazione. Di certo non ce lo godremo appieno.

Che succede invece se, quando ci sediamo a tavola davanti allo stesso piatto, abbiamo la consapevolezza di essercelo meritato avendo implementato nella nostra vita abitudini alimentari sane che riusciamo a portare avanti in modo sostenibile ogni giorno, senza un impiego eccessivo di forza di volontà? Certamente ce lo godremo di più!

**Gli interessi economici in gioco**

Come si può facilmente intuire, le aziende che producono e pubblicizzano prodotti miracolosi per il dimagrimento non possono essere interessate alla risoluzione definitiva, da parte di un loro cliente, del problema del controllo del peso. Stesso discorso vale per molti sedicenti dietologi e nutrizionisti che si fanno pagare fior di quattrini per ogni visita.

Naturalmente, se fossero in grado di fornire ai loro pazienti una soluzione nutrizionale che risolva il problema del controllo del peso a lungo termine vedrebbero ridurre una loro importante fonte di entrata economica. È più semplice invece prescrivere diete con molte privazioni e poi, se il paziente non è in grado di seguirle per un lungo periodo, far ricadere su di lui la responsabilità, perché non è stato abbastanza forte da seguire le raccomandazioni.

Personalmente ritengo che un argomento così importante e così influente della nostra vita come la nutrizione, non possa essere demandato completamente ai consigli e alle prescrizioni di un "esperto". Ritengo invece che ognuno abbia il dovere di documentarsi e acquisire almeno le basi scientifiche elementari del funzionamento del nostro organismo in quanto ad assimilazione degli alimenti e costruzione delle riserve di grasso.

**SEGRETO n. 5: l'industria del dimagrimento non ha interesse che tu trovi una soluzione definitiva al problema del controllo del peso.**

Certamente il parere di professionisti seri che hanno dedicato gran parte della loro vita allo studio di questo argomento può fornirci un valido aiuto, ma, ad esempio, il primo parametro per giudicare l'affidabilità di un nutrizionista o un dietologo dovrebbe essere la sua forma fisica. Mi è capitato più di una volta di incontrare dietologi in evidente sovrappeso.

Se non riescono ad applicare su loro stessi quello che prescrivono agli altri i casi sono due: o il loro metodo non funziona perché scientificamente errato, oppure è troppo difficile da mettere in pratica e da seguire in modo consistente, facendo ricorso a una dose troppo alta di forza di volontà, tanto che loro stessi non ci sono riusciti. In entrambi i casi, io starei alla larga da questo tipo di professionisti.

Mi fiderei invece di più del consiglio di qualcuno che magari non svolge questa professione ma che ha un corpo atletico, è in peso forma e sembra avere un alto grado di energia e benessere per la maggior parte del tempo. Chiedendo a questa persona quali sono le sue strategie dal punto di vista del controllo alimentare, probabilmente potremmo ottenere, in modo assolutamente gratuito, un risultato ben superiore di quello che potremmo trarre da una visita a pagamento con un dietologo inefficace.

Esiste però, per fortuna, un altro tipo di aziende e di operatori, che promuovono invece una cultura della nutrizione, non necessariamente legata all'uso dei propri prodotti. Il loro scopo è quello di fornire ai clienti le informazioni chiave per realizzare una corretta nutrizione e cambiare in modo positivo le proprie abitudini alimentari.

Queste aziende, a mio parere, vanno ammirate e valorizzate in quanto promuovono il dimagrimento non come un obiettivo da raggiungere con una dieta, ma come risultato naturale dell'implementazione di buone abitudini alimentari, sostenibili nel tempo sia da un punto di vista pratico che economico.

Questo tipo di aziende contribuisce certamente a sfatare il mito che per dimagrire bisogna mettersi a dieta, ma resta purtroppo una minoranza nel panorama della potente industria del dimagrimento, preoccupata di proporre sempre nuove soluzioni "miracolose" e poco interessata a una vera educazione alimentare delle persone, che, come abbiamo visto, andrebbe completamente contro i loro interessi.

Credo che l'epidemia di sovrappeso che ha colpito la nostra società, sia in parte dovuta anche a queste aziende e agli interessi economici in gioco. La buona notizia però è che non è mai troppo tardi per contrastare questa tendenza e decidere di prendere in mano il proprio destino iniziando a fare le scelte alimentari giuste.

RIEPILOGO DEL CAPITOLO 1:

- SEGRETO n. 1: se hai intenzione di dimagrire, la decisione più sbagliata che puoi prendere è quella di "metterti a dieta".
- SEGRETO n. 2: una dieta non è quello che l'industria del dimagrimento ti ha condizionato a credere ma è un regime alimentare controllato ed equilibrato sostenibile nel tempo.
- SEGRETO n. 3: per dimagrire devi cambiare in modo consistente e continuativo le tue abitudini alimentari, seguendo una precisa strategia che non implichi un uso massiccio della forza di volontà.
- SEGRETO n. 4: controllare la tua alimentazione per l'80% del tempo ti consente di poterti godere liberamente il piacere del cibo nel restante 20%, quindi per un tempo probabilmente più lungo di quello che avresti a disposizione se non lo facessi.
- SEGRETO n. 5: l'industria del dimagrimento non ha interesse che tu trovi una soluzione definitiva al problema del controllo del peso.

# CAPITOLO 2:
# Come usare il calcolo delle calorie in modo intelligente

## Il concetto di caloria

Chiunque si sia cimentato con una dieta o abbia affrontato il problema del dimagrimento ha parlato almeno una volta di calorie. Così come molte parole di uso comune, il termine "caloria" è di frequente usato a sproposito. Spesso, quando qualcuno che vuole perdere peso mi parla di calorie, io gli chiedo se mi può spiegare cos'è effettivamente una caloria. A quel punto cosa ottengo? Sguardi stupiti o risposte confuse.

Ricordo di aver sentito parlare per la prima volta di calorie durante gli studi di ingegneria chimica e, in particolare, nell'ambito di materie come la fisica e la termodinamica; si trattava di contesti che, dunque, nulla avevano a che vedere con il dimagrimento, se non forse per il fatto che spesso i docenti erano in sovrappeso! Oggi, invece, grazie alla comunicazione costante verso di noi da parte dell'industria delle diete, quando si parla di calorie il nostro pensiero va subito al controllo del peso e al mantenimento della linea; o, altrimenti, a qualche comunicazione pubblicitaria su una nuova barretta ai cereali che «...è buonissima e ha solo 50 calorie.»

Facciamo quindi un po' di chiarezza su questo concetto base prima di capire come possiamo servircene nel nostro progetto di ritrovare e mantenere il peso forma. Una caloria, per definizione, è la quantità di calore necessaria a far aumentare di un grado centigrado, per la precisione da 14.5 a 15.5 °C, la massa di un grammo di acqua al livello del mare. È quindi la misura di un'energia usata, appunto, in termodinamica.

**SEGRETO n. 6: il termine "caloria" è spesso usato a sproposito e senza una vera conoscenza del suo significato e delle sue implicazioni.**

Il primo errore comune che si commette è quello di parlare di calorie quando ci riferiamo ai cibi e alla nutrizione. In questo caso, infatti, sarebbe necessario parlare di "kilocalorie", ove una kilocaloria equivale a mille calorie. Quando comunemente diciamo «questo cibo apporta 200 calorie», stiamo in effetti parlando di kilocalorie e ci riferiamo alla misurazione fatta, per quel determinato cibo, da un apposito strumento chiamato "bomba calorimetrica". Esso permette di stimare il calore prodotto dalla combustione di quel cibo, misurato come riscaldamento di una predeterminata quantità di acqua.

Con una considerazione molto elementare potremmo dire che nel momento in cui un cibo viene bruciato in questo strumento, più produce calore, ovvero più riscalda l'acqua usata come riferimento, più le sue "calorie" saranno elevate. Quindi, ai fini pratici, la sua assunzione renderà più problematico il controllo del nostro peso.

Per conoscere il contenuto calorico dei cibi più comuni, si possono usare oggi comode tabelle su internet. Conoscere questi concetti di certo non ci aiuta a dimagrire ma quantomeno ci permette di non farci cogliere impreparati se qualcuno ci chiede di cosa stiamo parlando.

**Il metabolismo basale**

Altro importante concetto da chiarire prima di poter parlare del secondo falso mito sul dimagrimento, è quello di "metabolismo basale". Come nel caso della caloria, anche questo termine è usato spesso a sproposito e solo pochi, tra quelli che lo utilizzano, ne conoscono il significato esatto e soprattutto sanno come servirsene. Se hai superato i trenta-trentacinque anni, probabilmente avrai notato che qualcosa è cambiato nella risposta del tuo corpo al modo in cui lo alimenti.

Se prima potevi eccedere a tavola senza grandi ripercussioni sul tuo peso, ora la tua tendenza ad accumulare grasso nei punti strategici, come la vita per gli uomini o i fianchi per le donne, è decisamente aumentata. Ovviamente la soglia dei trenta-trentacinque anni è solo indicativa: questa cifra varia molto in base ai singoli individui e ci riferiamo qui alla maggioranza delle persone, non a casi specifici!

Comunque sappi che si tratta solo di uno degli effetti del fisiologico rallentamento del metabolismo basale che deriva dall'invecchiamento del nostro corpo, sul quale però, come vedremo, possiamo agire in modo molto efficace.

Con il termine “metabolismo basale” si intende la quantità di calorie, e quindi l’energia, che il nostro corpo consuma quando è a riposo. Comprende l’energia necessaria per mantenere attive le funzioni metaboliche vitali quali la respirazione, la circolazione sanguigna, la digestione, l’attività del sistema nervoso ecc. che sono spesso involontarie. Normalmente costituisce almeno il 50% del dispendio calorico totale della nostra giornata.

Il metabolismo basale, se sappiamo come servircene, è uno dei nostri principali alleati per il dimagrimento e il mantenimento del peso forma. Possiamo quindi trasformare una debolezza del nostro sistema in un punto di forza. Prima di entrare nel dettaglio e spiegare come fare, cerchiamo di capire come funziona il nostro organismo per quanto riguarda la trasformazione dei cibi in energia e in riserva.

**SEGRETO n. 7: il metabolismo basale può essere un nostro grande alleato per il dimagrimento e il mantenimento del peso forma, se sappiamo come servircene.**

**Una riserva dinamica**

Introdotti i concetti base di caloria e di metabolismo basale non è necessario avere conseguito una laurea in scienze della nutrizione o in medicina per capire che, per dimagrire, bisogna assumere giornalmente, attraverso i cibi, meno calorie di quelle che si bruciano, sia in modo involontario tramite il metabolismo basale, sia tramite attività fisica volontaria. E qui sfatiamo il secondo grande falso mito sulla nutrizione: per dimagrire non è sufficiente fare un calcolo quantitativo delle calorie ma bisogna considerarne anche l'origine e come vengono suddivise durante la giornata.

D'ora in avanti, per semplicità, parleremo delle kilocalorie definendole semplicemente come calorie. Facciamo un esempio pratico: una persona del peso di 70 kg, che conduce una vita abbastanza sedentaria, brucia in media 2000 calorie al giorno. Vuole dimagrire, quindi sa che deve assumere ogni giorno una quantità di calorie inferiore a questa cifra.

Studia, con l'aiuto di un dietologo, una dieta che la porta ad assumere circa 1700 calorie al giorno, suddivise nei tre classici pasti principali: colazione pranzo e cena. Tra colazione e pranzo assume appena 800 calorie, mentre a cena, il pasto più sostanzioso, assume le restanti 900 calorie. La persona però, dopo venti giorni di questa dieta, con una discreta dose di sofferenza e frustrazione, nota che i risultati di dimagrimento sono minimi. Eppure il calcolo delle calorie introdotte è negativo: perché non sta dimagrendo?

Per spiegare quello che avviene nel nostro corpo, mi avvalgo di una metafora, secondo me illuminante, che ho ascoltato per la prima volta a un corso sulla nutrizione tenuto dal professor Marco De Angelis, docente di scienze motorie presso l'Università dell'Aquila. Immaginiamo che il nostro corpo sia una Ferrari e che il cibo con cui lo nutriamo sia la benzina.

Un giorno decidiamo andare da Roma a Milano con la Ferrari e per questo facciamo il pieno di benzina. Siamo però costretti a rimandare la partenza di qualche giorno, quindi teniamo l'auto in garage durante questo periodo. Quando possiamo finalmente partire, prendiamo la nostra Ferrari e troviamo il serbatoio ancora pieno.

Qui sta la principale differenza con il nostro corpo: se la Ferrari si comportasse come si comporta il nostro corpo, noi la troveremmo con il serbatoio vuoto ma... con la carrozzeria appesantita di diversi kg! Al contrario, se partissimo immediatamente per Milano, la carrozzeria non si appesantirebbe perché la benzina sarebbe usata appunto per il viaggio. In altre parole, la nostra tanica di benzina non è statica come quella di un'automobile ma è dinamica: la benzina introdotta viene continuamente trasformata in qualcos'altro: in energia, se serve, o in grasso se teniamo l'auto ferma, parcheggiata in garage senza farla consumare.

**SEGRETO n. 8: la nostra "tanica di riserva" non è statica come quella di un'automobile ma è dinamica e consuma o trasforma energia continuamente.**

Altra fondamentale differenza tra il nostro organismo e la Ferrari è che il nostro organismo può consumare benzina anche da fermo, grazie al metabolismo basale, e che se troviamo il modo di accelerarlo, la quantità di benzina che si consuma da fermo può aumentare, riducendo quindi quella che si trasformerà in grasso o, per tornare alla nostra metafora, che appesantirà la carrozzeria.

La dieta del nostro esempio, suddivide le calorie giornaliere concentrandone l'assunzione la sera prima di andare a dormire, quando appunto "parcheggiamo" il nostro corpo, in vista del riposo notturno. Durante il sonno il metabolismo basale è al minimo, a causa della fisiologica riduzione delle funzioni vitali mentre dormiamo, e ciò non rende possibile il dimagrimento pur in presenza di un bilancio calorico negativo.

**Cinque pasti al giorno**

Il fenomeno descritto nel paragrafo precedente è dovuto alla particolarità del nostro organismo di non avere un meccanismo di "troppo pieno", un sistema che, come per il senso di fame, il "troppo vuoto", appunto, ci fa avvertire il bisogno di smettere di alimentarci quando le nostre riserve di grasso sono sufficienti o eccessive.

Il meccanismo della fame è dovuto alla nostra paura di morire per mancanza di nutrizione e ha influenza sul nostro umore perché la nostra stessa sopravvivenza è messa in pericolo. Una persona grassa, ha fame esattamente allo stesso modo di una persona magra; può sentirsi sazia dopo un pasto, ma dopo qualche ora avvertirà di nuovo il senso di fame, anche se ha decine di kg di grasso nel suo corpo, dovuti alla trasformazione di tutte le calorie in eccesso introdotte e non usate.

Inoltre, ti sarà capitato di sentirti completamente sazio alla fine di un lauto pasto ma, quando hanno portato a tavola quel tiramisù o quella torta alla crema così invitante, hai deciso comunque di assaggiarne una piccola porzione. In altre parole alcuni cibi, e guarda caso proprio quelli che fanno ingrassare, hanno a volte il potere di "bypassare" il segnale di sazietà che il nostro corpo naturalmente fornisce. Se alla fine del pasto ti fosse stata presentata a tavola una bistecca o un piatto di verdura, essendo già sazio, probabilmente non le avresti assaggiate.

Tornando all'esempio della Ferrari, in quel caso, invece, trattandosi di riserva statica, esiste un meccanismo di troppo pieno. Se il serbatoio è pieno di benzina che non abbiamo consumato con l'uso del motore, sarà impossibile aggiungere altra benzina e, se ci proviamo, la verseremo tutta sul pavimento perché non ha spazio per entrare nel serbatoio!

Ora che abbiamo capito come funziona il nostro organismo, come possiamo servirci di queste nozioni per raggiungere i nostri obiettivi di forma fisica? Molto semplice, possiamo suddividere l'apporto calorico giornaliero in almeno cinque pasti: tre principali e due spuntini, e mangiare in funzione di quello che dobbiamo fare dopo.

Se abbiamo programmato di svolgere un'attività sportiva e sappiamo che bruceremo molte calorie, possiamo assumere alimenti più calorici circa trenta-quarantacinque minuti prima di cominciare, in funzione di questo bisogno. Se andiamo a dormire, è consigliabile restare leggeri e ridurre l'apporto calorico. Del resto, appena nati, quando non siamo ancora condizionati dalle usanze della società, abbiamo bisogno del latte materno in media ogni tre-quattro ore: quella è la frequenza con cui, anche da grandi, dovremmo nutrire il nostro corpo.

Fare cinque pasti durante la giornata è un concetto per molti in contraddizione con quello che hanno sempre praticato: tre pasti principali: colazione, pranzo e cena e cercare di limitare l'assunzione di cibo "fuori pasto", a cui viene imputata spesso l'origine dei kg superflui. Per molti, visto il ritmo frenetico della vita quotidiana, l'idea di dover mangiare ogni quattro ore circa può rappresentare un vero e proprio problema logistico. È per questo che bisogna preparare una strategia adeguata, rendendoci facile e pratico questo processo, sia con l'uso dei cibi naturali, dei quali parleremo nel Capitolo 4 di questo ebook, sia aiutandoci con gli integratori alimentari, che verranno trattati nel Capitolo 5.

**SEGRETO n. 9: per dimagrire bisogna dividere l'apporto calorico in cinque pasti durante la giornata, assumendo gli alimenti in funzione delle attività che svolgeremo dopo ogni pasto.**

**L'attività fisica**

Riassumendo quanto detto finora, se vogliamo dimagrire, possiamo agire su tre fattori distinti:

1) la quantità di calorie che ingeriamo con i cibi;
2) la distribuzione di queste calorie durante la giornata;
3) le calorie che bruciamo con il metabolismo basale.

Possiamo evidentemente potenziare il terzo punto, aumentando le calorie bruciate "involontariamente" grazie al metabolismo basale, con altre calorie bruciate invece volontariamente grazie ad attività fisica. Anche quando si parla di attività fisica c'è molta confusione. Ho sentito tante persone dire: «Io non potrò mai dimagrire perché non ho tempo di andare in palestra.» oppure «Non mi piace andare in palestra e odio lo sport.» Si tratta di un'altra concezione sbagliata.

**SEGRETO n. 10: l'attività fisica costituisce il terzo fattore chiave che contribuisce in modo sinergico, insieme alla quantità di calorie introdotte e alla frequenza della loro introduzione, al nostro dimagrimento.**

Fare attività fisica non vuol dire necessariamente andare in palestra o praticare uno sport, anche se ovviamente questi sono metodi ottimi e spesso divertenti per bruciare calorie. Basta implementare nella propria routine quotidiana alcune piccole abitudini che favoriscano il movimento. Ne elenco qui sotto alcune, a puro scopo esemplificativo:

- fare ogni giorno una passeggiata di mezz'ora al parco;
- parcheggiare l'auto sempre un po' più lontana dalla nostra

destinazione finale, in modo da obbligarci a camminare per raggiungerla;

- se usiamo i mezzi pubblici, scendere una fermata prima di quella della nostra destinazione, e raggiungere a piedi il nostro punto di arrivo;
- smettere di prendere l'ascensore per raggiungere i piani alti di un edificio e decidere di usare solo le scale.

Insomma, piccoli cambiamenti nelle nostre abitudini quotidiane che, se sommati, possono generare un consumo calorico maggiore di quello abituale. Se consideriamo poi che, tra tutte le attività dell'essere umano, quella che gli scienziati ci dicono essere la maggiore responsabile di consumo calorico è il sesso, in questo caso potremmo anche decidere di unire l'utile al dilettevole!

Praticare una moderata attività sportiva almeno cinque giorni a settimana, presenta poi tanti e tali vantaggi per il nostro organismo che personalmente ritengo poco saggio non approfittarne. Se per te andare in palestra rappresenta un problema logistico, ti puoi attrezzare con una cyclette o uno step da camera, che si acquistano ora a prezzi veramente stracciati e occupano pochissimo spazio. Oppure puoi decidere di dedicare parte del tuo tempo libero a uno sport che ti piaccia e ti rilassi, facendolo diventare un tuo hobby. Tennis, nuoto o il mio preferito, il golf, ne sono ottimi esempi.

Per chi fosse veramente determinato a massimizzare le calorie bruciate con l'attività fisica, basti sapere che ne esistono due tipi:

- anaerobica;
- aerobica.

Le attività del primo tipo, le anaerobiche, sono quelle che richiedono forza esplosiva concentrata in brevi periodi di tempo, come il sollevamento di pesi o gli sprint di corsa. Queste attività, data la loro brevità, favoriscono principalmente la combustione di zuccheri e il potenziamento muscolare. Sono molto utili perché i muscoli bruciano più calorie del grasso, quindi rinforzare la muscolatura è un altro modo per incrementare il metabolismo basale.

Le seconde, le aerobiche, sono attività sportive a bassa intensità, prolungate nel tempo. Camminare, nuotare, correre ecc. sono tutte attività di tipo aerobico che, se prolungate per più di venti-trenta minuti, hanno la capacità di farci accedere alla nostra riserva di grassi per usarli come fonte primaria di energia al posto dei carboidrati e quindi portandoci a ridurne la quantità nel nostro corpo.

Per massimizzare questa azione, possiamo assumere, prima e durante l'allenamento, una bevanda che in qualche modo stimoli il nostro metabolismo, ad esempio grazie all'azione di un eccitante come la caffeina. Un the verde o un infuso di erbe ci aiutano in questo senso. Gli esperti affermano inoltre che dopo l'attività fisica, possiamo assumere cibi più calorici con meno timore di ingrassare. Infatti, il naturale abbassamento della glicemia che lo sport ci provoca può essere compensato nelle ore successive, mangiando.

Questo effetto è presente specialmente nel caso di attività anaerobica, poiché nelle ore successive il nostro corpo dà luogo a un'azione di "riparazione" dei tessuti muscolari volontariamente danneggiati con la stimolazione operata, ad esempio, da un sollevamento pesi e ha quindi bisogno di energia e nutrienti per ristabilire l'equilibrio. Per sintetizzare, gli esperti dicono che l'attività aerobica produce i suoi massimi benefici nel momento in cui la facciamo, mentre quella anaerobica dopo che l'abbiamo fatta. Per un approfondimento riguardo a questi temi e agli effetti dello sport sul nostro organismo, ti rimando a qualche testo più specifico, dato che la trattazione esulerebbe dagli scopi di questo ebook.

RIEPILOGO DEL CAPITOLO 2:

- SEGRETO n. 6: il termine “caloria” è spesso usato a sproposito e senza una vera conoscenza del suo significato e delle sue implicazioni.
- SEGRETO n. 7: il metabolismo basale può essere un nostro grande alleato per il dimagrimento e il mantenimento del peso forma, se sappiamo come servircene.
- SEGRETO n. 8: la nostra “tanica di riserva” non è statica come quella di un’automobile ma è dinamica e consuma o trasforma energia continuamente.
- SEGRETO n. 9: per dimagrire bisogna dividere l’apporto calorico in cinque pasti durante la giornata, assumendo gli alimenti in funzione delle attività che svolgeremo dopo ogni pasto.
- SEGRETO n. 10: l’attività fisica costituisce il terzo fattore chiave che contribuisce in modo sinergico, insieme alla quantità di calorie introdotte e alla frequenza della loro introduzione, al nostro dimagrimento.

# CAPITOLO 3:
# Come distribuire i pasti nella giornata

**Un concetto "contro intuitivo"**

Quello di questo capitolo è uno dei falsi miti sul dimagrimento più diffusi e, allo stesso tempo, più sbagliati e potenzialmente dannosi per la nostra salute tra tutte le nozioni che circolano sul dimagrimento. Il concetto è, all'apparenza, molto semplice e lineare; prendiamo l'esempio di una persona che si dica: «Per dimagrire devo mangiare di meno. Se poi sono così bravo da riuscire a saltare completamente un pasto…», e spesso circostanze di lavoro e il ritmo frenetico della vita quotidiana in questo ci danno una mano, «…massimizzo questo effetto e avanzo più rapidamente verso i miei obiettivi di dimagrimento.»

E invece no. Con questo ragionamento, ancora una volta, non stiamo considerando il reale funzionamento del nostro organismo e non stiamo valutando il fatto che le cose sono un po' più complesse di quanto potrebbero apparire.

**SEGRETO n. 11: l'abitudine di saltare i pasti non solo non fa dimagrire ma ci allontana da questo obiettivo e potrebbe avere conseguenze di salute anche gravi, se portata avanti per molto tempo.**

Abbiamo introdotto nel capitolo precedente il concetto di metabolismo basale, inteso come l'energia che il nostro corpo utilizza per il mantenimento delle sue funzioni vitali quando è a riposo. Ora, l'entità di questo metabolismo, intesa come calorie bruciate quotidianamente, non è uguale per tutti e varia sostanzialmente in funzione del sesso, del peso e dell'età, fattori su cui poco possiamo influire. C'è però un altro importante fattore su cui possiamo influire molto per accelerare o rallentare il nostro metabolismo basale: la frequenza dei pasti, fondamentale anche per il bilancio calorico, come abbiamo visto nel capitolo precedente.

### Due effetti sinergici

Esistono due effetti sinergici che rendono il saltare i pasti altamente controproducente ai fini della perdita di peso e anche del benessere generale del nostro organismo. Questi sono:

- il consumo di calorie legato ai processi della digestione degli alimenti;
- l'adattamento del metabolismo basale alla ridotta frequenza dei pasti.

Per quanto riguarda il primo effetto, dobbiamo sapere che ogni volta che mangiamo, il nostro corpo attiva tutta una serie di processi legati alla digestione che determinano un consumo calorico. Dunque, per quanto contro-intuitivo possa sembrare, mangiare spesso ci aiuta effettivamente a bruciare calorie e, quindi, a dimagrire! Ovviamente, come abbiamo visto in precedenza, per massimizzare questo effetto dobbiamo fare ben attenzione a "cosa" e "quanto" mangiamo.

Focalizziamoci ora solo sul quanto: il cosa sarà analizzato nel prossimo capitolo di questo ebook. Abbiamo spiegato, nel capitolo precedente, che è preferibile suddividere il nostro fabbisogno calorico in cinque pasti durante la giornata; l'entità di questi pasti deve essere chiaramente ridotta rispetto a quella di un pasto tradizionale, in un sistema classico di soli tre pasti principali al giorno.

Mangiando più spesso e in quantità ridotta andiamo a sfruttare il primo dei due effetti descritti, impegnando più spesso il nostro apparato digerente nel processo di digestione e quindi bruciando più calorie. Effetto collaterale benefico di questa procedura è che, psicologicamente, potremo con più tranquillità ridurre le nostre porzioni a ogni pasto, sapendo che non passeranno troppe ore prima di avere nuovamente occasione di nutrirci.

**SEGRETO n. 12: a causa del consumo di calorie legato alla digestione, incrementare il numero di pasti nella nostra giornata ci può effettivamente aiutare a dimagrire.**

Per quanto riguarda il secondo effetto, riguardante il metabolismo, possiamo considerare quanto segue: il nostro organismo ha un fortissimo potere di adattamento alle condizioni esterne, come puro istinto di sopravvivenza. Se saltiamo abitualmente i pasti, il messaggio che trasmettiamo al nostro corpo è che non c'è abbastanza cibo, ovvero che non ci sono le condizioni per potergli assicurare un apporto frequente dei nutrienti di cui ha bisogno per funzionare. In altre parole, la nostra mente inconscia capisce che si mangia una volta ogni tanto, spesso con molte ore di separazione tra un pasto e l'altro.

Nel nostro organismo scatterà quindi un allarme, quello del rischio di morire di fame per mancanza di nutrienti. Che succede allora? Come difesa, il metabolismo basale rallenta, riducendo il consumo calorico per le funzioni vitali in modo da poter durare più a lungo. I macronutrienti saranno trasformati più facilmente in grassi di riserva del nostro corpo, e i grassi si bruceranno con più difficoltà dato che potrebbero servire per attingere energia per le funzioni vitali, in caso l'assenza di nutrienti si dovesse prolungare.

In altre parole, saltando un pasto, creiamo tutte le condizioni per... ingrassare più facilmente! Il nostro organismo si adatta a fare quello che l'organismo del cammello è progettato per fare, ovvero accumulare le riserve in previsione di un lungo periodo di digiuno. Il cammello le ripone nella gobba, noi in altre "gobbe" posizionate in varie parti del corpo e che di certo non desideriamo.

Inoltre, facendo trascorrere troppo tempo tra un pasto e l'altro, per i motivi sopracitati, si “accende” un allarme nel nostro organismo che ci genera il desiderio di assumere zuccheri, che forniscono energia immediata, per aumentare la glicemia e farci immediatamente uscire dalla “zona rossa”. Infine, arrivando a un pasto con molta fame per aver saltato il precedente o per averlo fatto precedere da un lungo periodo di digiuno, mangeremo certamente di più che se ci fossimo arrivati in una condizione diversa.

**SEGRETO n. 13: se saltiamo abitualmente i pasti trasmettiamo al nostro organismo il messaggio che non c’è abbastanza cibo e che deve assimilare le calorie in maniera maggiore sottoforma di grasso.**

### La colazione: il pasto da non saltare mai

Una delle abitudini nutrizionali più scorrette e purtroppo più radicate e diffuse oggi in Italia, è quella di saltare la colazione, oppure di limitarla a un solo caffè magari con un cucchiaino di zucchero. La scusa è sempre la solita, ci diciamo: «Non ho tempo, vado di fretta.» oppure «Io non ho fame la mattina.»

Quest'ultima posizione è la conseguenza di un condizionamento sbagliato che si è dato all'organismo che, come abbiamo visto in precedenza, si adatta a tutto. Inizialmente protesta un po', magari facendo sentire la fame i primi giorni, e poi si rassegna. Conosco persone che si vantano di non fare colazione la mattina, come se fosse un segno di forza e di efficienza. Eppure non sanno di stare arrecando al loro organismo un grosso danno; né sanno che un'abitudine del genere, se prolungata negli anni, può portare conseguenze gravissime.

**SEGRETO n. 14: la colazione è di gran lunga il pasto più importante della giornata e non va saltata in nessun caso.**

Andiamo a scoprire perché è così importante fare colazione la mattina. Il nostro corpo è composto da circa tre miliardi di cellule che durante il sonno notturno, il periodo del riposo per definizione, fanno tutt'altro che riposare. Le nostre cellule, mentre dormiamo, sono infatti impegnate in tutta una serie di processi tra i quali l'eliminazione delle tossine e delle scorie accumulate durante il giorno e la riproduzione cellulare stessa.

Quando ci svegliamo e mettiamo "in moto" il sistema, richiedendo quindi al nostro organismo di iniziare a svolgere tutti i compiti della giornata, spesso anche molto impegnativi sia a livello fisico che mentale, le nostre cellule non si trovano proprio al top della forma. Sono disidratate e in grande bisogno di nutrienti, dato che provengono da diverse ore di digiuno e di mancanza di idratazione.

Saltare la colazione, ovvero non dare niente alle nostre cellule che hanno lavorato per noi durante tutta la notte, equivale ad assumere una squadra di operai a giornata per un lavoro di fatica, fargli fare otto ore di duro lavoro e poi, a fine giornata, quando è il momento di pagarli, semplicemente ringraziarli e salutarli, senza dargli nemmeno un centesimo! Questi operai, probabilmente, non saranno molto contenti. E così le nostre cellule, che, a lungo andare, e con il manifestarsi ripetuto di questa situazione, potrebbero iniziare a "protestare".

Iniziando la giornata senza assumere alcun nutriente, sottoponiamo quindi il nostro organismo a un forte stress, dato che lo costringiamo a lavorare senza "benzina" o, meglio, a cercarsela dove la trova, dato che non stiamo ingerendo nemmeno la fonte primaria di energia immediata per il nostro organismo: i carboidrati. Per funzionare, il nostro corpo andrà a trarre l'energia dai muscoli, riducendo la massa magra e indebolendo contestualmente il nostro sistema immunitario.

**SEGRETO n. 15: iniziando la giornata senza assumere nutrienti sottoponiamo il nostro organismo a un forte stress.**

Saltando la colazione, dopo qualche ora dal risveglio, a meno che non stiamo intraprendendo uno sciopero della fame, il nostro corpo ci darà il segnale che non ne può più e che deve comunque mangiare. Trovandoci in quel momento in uno stato di ipoglicemia, ovvero di carenza di zucchero nel sangue, avremo la tendenza ad assumere dei carboidrati, che ci danno energia immediata, e questo, come vedremo nel prossimo capitolo, non ci aiuta minimamente nel nostro progetto di dimagrimento.

### La colazione ideale

Abbiamo visto che saltare i pasti è sempre sbagliato e non ci aiuta a dimagrire e abbiamo capito che se c'è un pasto che non deve essere assolutamente saltato è proprio la colazione. Ma quale potrebbe essere la colazione ideale, che dia alle nostre cellule tutto quello di cui hanno bisogno e che ci supporti nel nostro progetto di nutrirci in modo corretto e sano, allo scopo anche di controllare il peso? Molto semplice, occorre tenere presenti cinque concetti:

1) idratare e alcalinizzare le cellule;
2) favorire l'eliminazione delle scorie;
3) stimolare il nostro metabolismo per aiutarci a bruciare i grassi;
4) dare alle nostre cellule tutti i nutrienti di cui hanno bisogno;
5) controllare le calorie: introdurre un numero di calorie contenuto o quantomeno adatto alle attività che dovremo svolgere durante la mattina.

Vediamo questi concetti uno a uno e cerchiamo di capire come li potremmo mettere in pratica nella nostra realtà quotidiana.

*Idratare e alcalinizzare le cellule*

La prima cosa da fare, non appena svegli, è idratare le cellule. Infatti sono passate diverse ore da quando lo abbiamo fatto l'ultima volta e le nostre cellule non sono rimaste inattive nel frattempo. Il fluido migliore per idratarci è certamente l'acqua, possibilmente filtrata o minerale. Inoltre, dato che un ambiente acido nel nostro corpo ostacola il funzionamento delle cellule e favorisce l'insorgere di diversi stati di disequilibrio, alcalinizzarle, ovvero contrastare la tendenza all'acidità, è certamente un'azione benefica.

Lo possiamo fare in modo molto semplice spremendo del limone, che ha proprietà alcaline, nell'acqua. Un'ottima alternativa è utilizzare una pianta che la natura ci mette a disposizione: l'aloe. Essa ha moltissime proprietà benefiche per il nostro organismo come quella di avere effetto lenitivo e cicatrizzante sul tratto gastro-intestinale e di stimolare gli enzimi che favoriranno la digestione. Si trovano in commercio molti preparati a base di aloe, che possono essere disciolti in acqua. Scegliendone uno di buona qualità e certificato possiamo raggiungere questo scopo in modo pratico ed economico.

*Favorire l'eliminazione delle scorie*

Abbiamo visto che durante la notte le nostre cellule si "ripuliscono", quindi una parte del risultato di questo lavoro deve ancora essere eliminata quando ci svegliamo. Un ottimo modo di favorire il benessere è aiutare questo processo, ad esempio assumendo del the verde o una tisana di erbe che abbia potere depurante.

*Stimolare il metabolismo per aiutarci a bruciare i grassi*

Appena svegli, il nostro sistema ha bisogno di rimettersi in moto e, ai fini del controllo del peso, ci interessa che il nostro metabolismo basale sia da subito attivo e inizi a farci bruciare grassi prima ancora di fornirgli l'energia di pronto utilizzo dei carboidrati. Per facilitare questo processo, la caffeina naturale presente nel the verde o nell'infuso di erbe che abbiamo visto al punto precedente ci può dare una grossa mano.

*Dare alle nostre cellule tutti i nutrienti di cui hanno bisogno*

Per la differenza tra i concetti di nutrizione e alimentazione e per i migliori accoppiamenti di alimenti, rimando ai capitoli seguenti. Ad ogni modo, per ora ci basti sapere che l'obiettivo principale di questo punto è trovare una buona strategia per fornire alle nostre cellule tutto ciò di cui hanno bisogno. Ad esempio, quando facciamo colazione con cappuccino e cornetto, per quanto questo ci possa gratificare a livello emotivo e psicologico, dobbiamo essere coscienti del fatto che non stiamo assolutamente dando alle nostre cellule i nutrienti di cui hanno bisogno. Le stiamo invece bombardando con un'alta quantità di zucchero e di grasso, di cui farebbero volentieri a meno e i cui eccessi vanno a depositarsi dove non vorremmo.

Una colazione ideale deve contenere al suo interno i tre principali macronutrienti (carboidrati, proteine e grassi) e tutti i micronutrienti necessari al buon funzionamento del nostro sistema (vitamine, minerali, fibre, antiossidanti, fitonutrienti ecc.). Come detto, vedremo nei prossimi capitoli quali sono le mie raccomandazioni su cosa assumere per ottenere questo obiettivo.

*Controllare le calorie*

Dopo aver letto il capitolo precedente, avrai capito che il calcolo delle calorie non è l'unico parametro da tenere sotto controllo per un'alimentazione equilibrata che ti supporti nel raggiungimento e mantenimento del tuo peso forma. Tuttavia, il concetto di assumere le calorie adeguate a quello che si deve fare dopo, vale più che mai a colazione. Se dopo colazione devi andare a correre una maratona, le calorie di cui avrai bisogno sono certamente diverse da quelle necessarie se la tua mattinata sarà trascorsa davanti a un PC seduto in ufficio.

Nel secondo caso, le calorie assunte in eccesso, andrebbero sicuramente a trasformarsi in grassi. L'obiettivo, quindi, è di riuscire ad assumere tutti i nutrienti necessari, limitando il numero di calorie introdotte e mantenendolo proporzionale all'attività fisica e mentale che si dovrà svolgere in seguito. Anche per questo punto, per capire in pratica cosa fare e cosa assumere, ti rimando ai capitoli successivi.

**SEGRETO n. 16: una colazione ideale deve idratare, purificare e nutrire le cellule, stimolare il metabolismo basale e avere un contenuto calorico adeguato alle nostre attività della mattinata.**

Infine occorre sottolineare che solo facendo una colazione che contiene proteine e fibre si può ottenere un rialzo glicemico controllato. Questo concetto è totalmente ignorato dalle molte aziende che confezionano prodotti per la prima colazione "all'italiana": biscotti, torte, cornetti, cereali ecc., basati nella stragrande maggioranza dei casi sui carboidrati e la cui comunicazione pubblicitaria si sofferma solo un aspetto della questione, quello dell'energia di pronto utilizzo, tralasciando completamente il discorso relativo all'indice glicemico.

RIEPILOGO DEL CAPITOLO 3:

- SEGRETO n. 11: l'abitudine di saltare i pasti non solo non fa dimagrire ma ci allontana da questo obiettivo e potrebbe avere conseguenze di salute anche gravi, se portata avanti per molto tempo.
- SEGRETO n. 12: a causa del consumo di calorie legato alla digestione, incrementare il numero di pasti nella nostra giornata ci può effettivamente aiutare a dimagrire.
- SEGRETO n. 13: se saltiamo abitualmente i pasti trasmettiamo al nostro organismo il messaggio che non c'è abbastanza cibo e che deve assimilare le calorie in maniera maggiore sottoforma di grasso.
- SEGRETO n. 14: la colazione è di gran lunga il pasto più importante della giornata e non va saltata in nessun caso.
- SEGRETO n. 15: iniziando la giornata senza assumere nutrienti sottoponiamo il nostro organismo a un forte stress.
- SEGRETO n. 16: una colazione ideale deve idratare, purificare e nutrire le cellule, stimolare il metabolismo basale e avere un contenuto calorico adeguato alle nostre attività della mattinata.

# CAPITOLO 4:
# Come massimizzare i benefici di ogni pasto

## Un concetto travisato

Ci è stato ripetuto per anni. La celeberrima "dieta dissociata" ce lo ha spiegato nel dettaglio e milioni di persone hanno seguito la raccomandazione di mangiare "pasta a pranzo e carne a cena", domandandosi spesso perché la bilancia non le premiava per i loro sacrifici e le loro privazioni. Eppure la convinzione che bisogna assumere carboidrati e proteine separatamente, nell'ambito di un regime dietetico orientato alla perdita di peso, è un altro falso mito che non tiene minimamente in conto il funzionamento del nostro organismo.

La spiegazione fornita dai sostenitori di questa teoria è semplice: all'interno del nostro apparato digerente vengono prodotti diversi enzimi per la digestione di proteine e carboidrati. Queste due tipologie di enzimi presentano caratteristiche molto diverse tra loro. In particolare, gli uni sono di tipo basico e gli altri di tipo acido, e assumere proteine e carboidrati durante lo stesso pasto renderebbe più difficoltosa la digestione, limitando l'assorbimento dei nutrienti e non favorendo una corretta nutrizione e il controllo del peso.

Questo concetto, corretto nel principio, è completamente travisato quando viene riportato in modo semplicistico alle due macrocategorie di macronutrienti delle proteine e dei carboidrati e non tiene minimamente in conto il processo di risposta insulinica e quello del metabolismo dei grassi, che andremo a spiegare, in termini molto semplici, nei prossimi paragrafi.

**SEGRETO n. 17: la raccomandazione di assumere proteine e carboidrati separatamente è l'applicazione erronea di un concetto in origine corretto ma che non va esteso alle due macrocategorie di alimenti.**

È certamente vero che alcune combinazioni alimentari siano più consigliate di altre per un fatto di digeribilità e assimilazione dei nutrienti, che comunque restano fattori molto soggettivi e non generalizzabili. Ad esempio mangiare carboidrati raffinati, come pasta e pane bianchi, e dolci in generale, insieme a proteine grasse di origine animale, come ad esempio carne rossa, oppure latticini interi, può creare ad alcune persone problemi di digestione. Ma l'errore di fondo di questo falso mito sta, come abbiamo visto, nella generalizzazione erronea del concetto.

Prima di entrare in altri dettagli, voglio fare un solo esempio molto banale che riguarda i neonati. È noto che uno dei problemi principali dei neonati è l'insorgere di piccole coliche, che sono dovute, a parere unanime dei pediatri, al fatto che il loro apparato digestivo sia ancora troppo poco sviluppato, specie nelle prime settimane di vita, per poter svolgere al meglio il suo compito. Ora, in questo scenario, l'unico alimento che la natura rende disponibile per l'alimentazione dei neonati è il latte della mamma o i preparati artificiali che cercano di riprodurne la composizione e che, casualmente, è un alimento perfettamente bilanciato in proteine, carboidrati e grassi.

Questo dovrebbe farci capire quale dovrebbe essere la composizione ideale di un pasto, anche una volta diventati adulti. La natura, infatti, non fa mai nulla per caso e tutto è orientato alla maggiore sopravvivenza della specie. Non ci scordiamo, infatti, che messi da parte i molti condizionamenti sociali, l'uomo è fondamentalmente un animale.

**L'animale uomo**

Come dicevo, l'uomo è fondamentalmente un animale, ovvero la maggior parte dei processi che regolano il nostro organismo sono legati alla nostra natura primordiale, anche se spesso, a causa di vari condizionamenti sociali, abbiamo cercato in ogni modo di cambiare alcune nostre abitudini ancestrali. Il percorso evolutivo della nostra specie, che ci ha portato a essere quelli che siamo oggi, è durato milioni di anni. Al contrario, alcuni cambiamenti delle nostre abitudini alimentari, come ad esempio l'introduzione dell'agricoltura e dei cibi coltivati, sono relativamente recenti e i meccanismi che regolano il nostro corpo non vi si adattano con facilità.

Facciamo un esempio per rendere più chiara la questione. In questo momento, probabilmente, sei seduto su una sedia appoggiato a uno schienale. La tua schiena, però, non è progettata per essere appoggiata allo schienale, ovvero, alcuni dei muscoli che sostengono la tua colonna vertebrale devono essere costantemente esercitati e rafforzati per poter mantenere la loro funzione. La mancanza di questo esercizio, a causa appunto della comodità dello schienale, può portare all'insorgere, nel tempo, del mal di schiena, di cui moltissime persone, prima o poi, nel corso della loro vita, soffrono.

Si tratta di uno dei tanti condizionamenti sociali che l'animale uomo ha creato nel tempo, tanto che attualmente nessuno si sognerebbe di acquistare una sedia priva di schienale, almeno nel mondo occidentale. Purtroppo questi condizionamenti non tengono conto della natura dell'animale uomo e di come il suo corpo è stato progettato.

**SEGRETO n. 18: molte delle abitudini alimentari e di stile di vita che abbiamo assunto sono dei condizionamenti sociali che ci siamo auto-imposti e che non tengono in conto la parte istintiva e animale dell'essere umano.**

Tornando al campo della nutrizione, dobbiamo considerare che l'uomo, a differenza di altri animali, è onnivoro, potendo assumere molti tipi diversi di cibo: da quelli cacciati a quelli coltivati come la frutta, verdura ecc. Non ha bisogno di una grande riserva di energia all'interno del suo corpo per poter fare fronte a lunghi periodi di digiuno. Prendiamo ad esempio un leone nella foresta: quando caccia una gazzella e si concede il suo pasto, non sa quanto tempo trascorrerà prima che questo evento si ripresenti, quindi ha bisogno di poter incamerare molta energia sottoforma di grasso e di potersene servire in modo facile.

Invece, nel caso dell'uomo, la riserva di grasso è progettata per essere molto piccola e di difficile utilizzo; la natura non si è preoccupata, come abbiamo già osservato in un capitolo precedente, di inserire un meccanismo di "troppo pieno" che ne limiti il riempimento dato che, nelle migliaia di anni passati, il problema di avere troppo cibo a disposizione come avviene oggi, non si era mai presentato.

Ecco spiegata la grande facilità con cui accumuliamo grasso in eccesso in forma antiestetica quando assumiamo calorie che non ci servono immediatamente e la grande difficoltà con cui lo smaltiamo, dato che come forma di energia da bruciare, il nostro corpo preferirà sempre i carboidrati rispetto ai grassi. Assumere proteine e carboidrati separatamente peggiora ulteriormente questa situazione, come vedremo più avanti.

**A cosa servono i macronutrienti**

Vediamo ora, in breve, qual è la funzione dei tre principali macronutrienti che compongono tutti i cibi che assumiamo: proteine, carboidrati e grassi. Tutti e tre hanno, nello stesso tempo, tre funzioni indistinte: energetica, plastico-rigenerativa e regolatoria.

I **carboidrati** ci forniscono energia di pronto utilizzo e vanno assunti durante tutto l'arco della giornata. Essi vanno suddivisi nei cinque pasti consigliati di cui abbiamo parlato, dato che il nostro corpo non è in grado di immagazzinarne una grande quantità a scopo di creare una riserva. Hanno principalmente funzione energetica e, come abbiamo visto, se non utilizzati immediatamente per fornire energia, subiscono un processo di trasformazione in grassi.

Le **proteine** sono i mattoncini della nostra struttura, i componenti principali dei nostri muscoli e sono composte da amminoacidi. Hanno fondamentalmente funzione plastico-rigenerativa dei nostri tessuti. Ad esempio, ogni volta che facciamo sport, in un certo senso "roviniamo" i nostri tessuti e necessitiamo di proteine per ripararli. Inoltre le proteine costituiscono gli anticorpi, principali costituenti del nostro sistema immunitario. Se non assumiamo abbastanza proteine il nostro sistema immunitario sarà debole e avremo maggiore tendenza ad ammalarci.

Anche gli enzimi, molecole che servono a far funzionare bene il nostro corpo, sono composti da proteine. Come per i carboidrati, il nostro corpo non è dotato di una riserva di proteine e, esattamente come avviene per i carboidrati, se ne assumiamo troppe, anche queste si trasformano in grassi. Ad esempio, mangiando tutte le proteine a cena, come prescrive la dieta dissociata, queste non fanno altro che trasformarsi in grassi, rendendo ancora più difficoltoso il controllo del nostro peso.

I **grassi**, infine, costituiscono anch'essi una piccola riserva di energia per il funzionamento del nostro organismo, ma di qualità superiore rispetto ai carboidrati. Infatti un grammo di carboidrato ha un potere energetico di circa 4,5 calorie mentre uno di grasso di circa 9, il doppio. Anche i grassi hanno funzione plastico-rigenerativa. Ogni membrana del nostro corpo ha infatti in sé parti costruite da lipidi. Pensando a un edificio, se le proteine sono i mattoni, i grassi sono le tegole.

Alla luce di quanto detto sopra, viste le importanti funzioni di tutti e tre i macronutrienti e il fatto che il nostro organismo non è in grado di crearne grosse scorte, è evidente che per assicurare un funzionamento ottimale al nostro sistema, questi macronutrienti vanno assunti in modo continuativo durante tutta la giornata, in ognuno dei cinque pasti che è consigliabile fare.

**SEGRETO n. 19: il nostro corpo non è progettato per avere grandi riserve di macronutrienti, che quindi vanno somministrati in modo continuativo durante tutta la giornata.**

### Il ruolo dell'insulina

Esiste anche un altro importante fattore da tenere presente quando parliamo di assunzione separata dei macronutrienti. Vediamo che succede se, decidendo di seguire la raccomandazione della classica dieta dissociata, mangiamo a pranzo solo un piatto di pasta. La pasta, se non è integrale, è costituita da carboidrati raffinati, ovvero a cui è stata tolta industrialmente quella parte che la natura aveva preposto a rallentarne l'assimilazione nel sangue. Ne segue che il loro indice glicemico, ossia la velocità con cui questi carboidrati complessi vengono scomposti in carboidrati semplici, è molto alta. Il glucosio, in particolare, il più semplice degli zuccheri e l'unico assimilabile dal nostro organismo come fonte di energia.

**SEGRETO n. 20: assumere solo carboidrati determina una risposta insulinica elevata che non ci fa sentire al top della forma a causa del suo effetto narcotico e potrebbe contribuire a generare, a lungo andare, diversi problemi di salute.**

Bene, si potrebbe pensare di utilizzarlo come energia immediata, pronta per l'uso! C'è però un problema, anzi ce ne sono due. Il primo è che i carboidrati assunti e non rapidamente bruciati con l'attività fisica, ovvero non utilizzati dal nostro organismo per la loro funzione primaria: produrre energia, hanno, come visto in precedenza, la fastidiosa tendenza a trasformarsi in grassi e depositarsi dove non vorremmo. Il secondo è che un livello di zuccheri troppo alto nel nostro sangue è tossico e potrebbe addirittura causare la nostra morte, con una condizione che è definita clinicamente “coma glicemico”. Ecco quindi che la natura, come al solito, trova la soluzione. Uno dei nostri organi, il pancreas, ha tra le sue numerose funzioni anche quella di produrre un ormone, detto “insulina”, che ha proprio la funzione di abbattere il livello di zucchero nel sangue per evitare spiacevoli conseguenze.

Quando questo livello raggiunge una certa concentrazione, appositi sensori lo segnalano al pancreas che si occupa, almeno nelle persone sane, di produrre l’adeguata quantità di insulina per far scendere il livello di zuccheri nel sangue. L’insulina però non elimina gli zuccheri nel sangue, che continuano a essere disponibili per uno dei due utilizzi che abbiamo visto: o la fornitura di energia immediata o la trasformazione in riserva di grasso se non c’è bisogno di questa energia.

Esiste una patologia, chiamata diabete, a causa della quale il pancreas non è in grado di garantire il giusto apporto di insulina e dunque i diabetici, per avere lo stesso effetto, devono iniettarsi insulina sintetica. L'insulina, inoltre, quando presente nel nostro sistema in elevate quantità, ha un certo effetto narcotico. Sarà capitato anche a te di provare una certa sonnolenza dopo aver mangiato solo un piatto di pasta a pranzo, e di avere avuto bisogno di un caffè per tenere gli occhi aperti. Ecco, in quel caso hai sperimentato l'effetto narcotico dell'insulina, e di certo avere costantemente elevati livelli di insulina in circolazione non contribuisce a farti sentire al top della forma!

Creando questi picchi glicemici nel nostro sangue, che richiedono massicce dosi di insulina per essere abbattuti, costringiamo il nostro pancreas a un superlavoro nella produzione di insulina, un lavoro per cui non è stato disegnato. È come se, avendo una Ferrari, decidessimo per anni di viaggiare solo in prima e in seconda. Il motore ne risentirebbe certamente e alla fine potrebbe perdere alcune delle sue funzionalità. Stessa cosa per i nostri organi quando sono costretti, per un tempo molto lungo, a lavorare in condizioni estreme.

Infine, sempre nel caso di un pasto di soli carboidrati in cui si innesta il processo di picco glicemico e rilascio di insulina descritto sopra, cosa avverrà circa due ore dopo il pasto? Ci sarà una nuova situazione di basso livello di zucchero nel sangue, che ci darà la sensazione di fame e la voglia di assumere nuovi carboidrati per ricominciare il ciclo. Questo ciclo viene enfaticamente descritto dal dottor Sears nei suoi libri sul regime della Zona come "l'inferno dei carboidrati".

Riassumendo, gli svantaggi di assumere solo carboidrati, specie se raffinati, all'interno di un pasto sono tre:

1) favoriamo l'accumulo della riserva di grassi che poi abbiamo difficoltà a bruciare;
2) sottoponiamo il nostro pancreas a un superlavoro per la continua produzione di insulina, mettendone a rischio, a lungo andare, il funzionamento;
3) dopo poche ore dal pasto abbiamo un calo di energia che sicuramente influisce su quello che stiamo facendo e siamo costretti ad assumere altri carboidrati.

Assumendo un po' di proteine a ogni pasto, preferibilmente di origine vegetale, non solo riduciamo l'apporto di carboidrati ma stimoliamo la produzione di un ormone antagonista all'insulina chiamato "glucagone", che rallenta ulteriormente il processo descritto sopra.

**La composizione ideale di un pasto**

Quelle che seguono sono le indicazioni che alcuni tra i migliori e più importanti nutrizionisti al mondo, tra cui lo stesso dottor Barry Sears, raccomandano per la composizione ideale di un pasto. Intanto, abbiamo visto che devono essere presenti tutti e tre i principali macronutrienti: proteine, carboidrati e grassi. Insieme a questi non devono mancare le fibre, le vitamine, i minerali e gli altri micronutrienti necessari al buon funzionamento del nostro sistema. Analizziamo uno a uno questi elementi.

*Proteine*

La migliore scelta sono senza dubbio le proteine di origine vegetale come soia, tofu e tutti i loro derivati, rigorosamente non OGM, e il pesce. A seguire, in un'ipotetica scala di preferenza, troviamo quelle di origine animale, provenienti da carni bianche magre come petto di pollo o di tacchino, che sono ottime scelte tra queste, o uova, con particolare predilezione per l'albume, dato che il tuorlo contiene molti grassi ed è preferibile non abusarne. Infine, come ultima scelta, quelle provenienti dai latticini e da carni rosse. Molti nutrizionisti concordano sul fatto che dovremmo ridurre la quantità di latticini per migliorare il nostro stato di benessere.

*Carboidrati*

Per i carboidrati, abbiamo visto che il fattore chiave è l'indice glicemico, ovvero la velocità con cui vengono assorbiti nel sangue. Per questo motivo sono sempre preferibili carboidrati a basso indice glicemico, come tutto ciò che è integrale, o quelli provenienti dalla maggior parte della frutta e dalla verdura. Questi carboidrati hanno anche l'ottima prerogativa di contenere un elevato tenore di fibre, ottime per il nostro sistema digerente e per regolare il transito del cibo nell'intestino. Da limitare tutti i carboidrati raffinati come pane bianco, pasta, dolci e specialmente alcool.

*Grassi*

I migliori sono quelli polinsaturi, come l'olio d'oliva, ma anche quelli presenti nelle mandorle e nell'avocado. Da limitare quelli saturi e da eliminare completamente quelli idrogenati, che tutta la comunità scientifica in modo unanime ritiene dannosi per la nostra salute.

*Micronutrienti*

Vitamine, minerali, antiossidanti, fitonutrienti, enzimi sono tutti micronutrienti, le cui fonti migliori sono sempre la frutta e la verdura, che non dovrebbero mai mancare a ogni pasto. Come vedremo nel capitolo successivo, gli integratori alimentari possono darci una mano a compensare le carenze di questi micronutrienti che purtroppo si riscontrano spesso nella frutta e nella verdura che abbiamo a disposizione oggi.

**SEGRETO n. 21: un pasto ideale è composto da proteine magre, preferibilmente di origine vegetale, carboidrati a basso indice glicemico, grassi polinsaturi e sempre un'abbondante quantità di frutta o verdura.**

RIEPILOGO DEL CAPITOLO 4:

- SEGRETO n. 17: la raccomandazione di assumere proteine e carboidrati separatamente è l'applicazione erronea di un concetto in origine corretto ma che non va esteso alle due macrocategorie di alimenti.
- SEGRETO n. 18: molte delle abitudini alimentari e di stile di vita che abbiamo assunto sono dei condizionamenti sociali che ci siamo auto-imposti e che non tengono in conto la parte istintiva e animale dell'essere umano.
- SEGRETO n. 19: il nostro corpo non è progettato per avere grandi riserve di macronutrienti, che quindi vanno somministrati in modo continuativo durante tutta la giornata.
- SEGRETO n. 20: assumere solo carboidrati determina una risposta insulinica elevata che non ci fa sentire al top della forma a causa del suo effetto narcotico e potrebbe contribuire a generare, a lungo andare, diversi problemi di salute.
- SEGRETO n. 21: un pasto ideale è composto da proteine magre, preferibilmente di origine vegetale, carboidrati a basso indice glicemico, grassi polinsaturi e sempre un'abbondante quantità di frutta o verdura.

# CAPITOLO 5:
# Come servirti degli integratori alimentari

### La rivoluzione del benessere

Anche se molti di noi non se ne stanno rendendo pienamente conto, ci troviamo nel mezzo di una vera e propria rivoluzione. Nel suo bestseller, dal titolo *The new wellness revolution* (John Wiley & Sons Inc., 2007; versione italiana a cura di Franco Angeli Editore, *La nuova rivoluzione del benessere*), il noto economista americano Paul Zane Pilzer utilizza proprio questo termine per definire ciò che sta accadendo con il più grande business del secolo: un giro di affari da oltre un trilione di dollari di prodotti, attività e servizi legati all'industria del benessere.

Del resto, averne un'idea è abbastanza semplice: basta entrare oggi in una farmacia e guardarsi attorno: le medicine non si vedono più, al loro posto ci sono decine, anzi centinaia di integratori alimentari di ogni marca e tipologia. Prodotti per dimagrire naturalmente, ma anche per migliorare molti altri aspetti della nostra salute o del nostro fisico. Facendo un giro in un grande supermercato, lo scenario è lo stesso: scaffali pieni di integratori nutrizionali, che solo qualche anno fa non erano minimamente presenti in questo tipo di negozio.

Cosa sta succedendo? Con il propagarsi della epidemia di sovrappeso che abbiamo descritto nel primo capitolo di questo ebook, e soprattutto con la miriade di problemi di salute che un'alimentazione scorretta può comportare, un numero sempre crescente di persone sta comprendendo quanto sia importante prendersi cura di se stessi. Prima di diventare clienti dell'industria della malattia, ovvero quella farmaceutica, molte persone stanno scegliendo di diventare clienti dell'industria del benessere, proprio per ridurre la possibilità di ammalarsi e per coltivare il loro stato di benessere generale.

Eppure, un altro falso mito ancora fortemente radicato nella nostra cultura europea (negli USA, in questo, sono molto più avanti di noi) è che gli integratori alimentari siano inutili o addirittura dannosi. La teoria più diffusa a supporto di questa falsa credenza è che questi prodotti sono processati industrialmente, contengono sostanze nocive alla salute e che non possono in alcun modo essere comparati con il cibo naturale, garanzia di freschezza e genuinità.

**SEGRETO n. 22: l'assunzione di integratori alimentari è fondamentale, nell'ambito di un regime alimentare controllato, per garantire all'organismo il giusto apporto di alcuni elementi nutritivi normalmente non presenti nel cibo a nostra disposizione.**

Questa affermazione, come sempre, ha al suo interno un fondo di verità ma anche una buona parte di disinformazione. Gli integratori alimentari, infatti, non dovrebbero mai sostituire completamente i cibi naturali ma, come dice il termine stesso, integrarli, andando ad apportare una serie di macro e micro elementi che, come vedremo nei prossimi paragrafi, sono sempre meno presenti nei cibi che portiamo abitualmente sulle nostre tavole. Nell'ambito di un regime alimentare controllato, volto a massimizzare il nostro benessere e a controllare il nostro peso, gli integratori alimentari giocano invece un ruolo fondamentale.

**Alimentazione e nutrizione**

Abbiamo visto, nei paragrafi precedenti, che per controllare il peso corporeo dobbiamo prestare attenzione al numero di calorie che assumiamo ogni giorno e a “come” le assumiamo. Abbiamo anche detto che ridurre il numero di calorie quotidiane, se assunte in modo corretto e provenienti dalle fonti più indicate, è una strategia sicuramente vincente per il controllo del peso. Si potrebbe quindi pensare che la riduzione delle porzioni nei nostri piatti, praticata con le modalità descritte, abbia in ogni caso effetti benefici.

C’è invece un altro importante fattore da considerare, ovvero che i cibi che mangiamo hanno anche l’importantissima funzione di nutrirci, ovvero di fornire al nostro organismo tutto ciò di cui ha bisogno per funzionare correttamente, difendersi dagli attacchi esterni e performare al meglio per un lungo periodo: quello della durata della nostra vita. Riducendo le porzioni dei cibi nell’ambito di un regime calorico controllato, corriamo il rischio di ridurre anche la quantità dei nutrienti che assumiamo, in uno scenario che, al giorno d’oggi, è già abbastanza preoccupante.

Alimentazione e nutrizione sono infatti due concetti completamente distinti. Se vado a mangiare in un fast food, ingerendo un panino con l'hamburger, delle patatine fritte e una bevanda gassata, sicuramente mi sono alimentato, dato che il mio senso di fame è sparito e mi sento sazio, ma purtroppo mi sono nutrito in modo del tutto insufficiente, ovvero non ho dato alle mie cellule quello di cui hanno bisogno.

**SEGRETO n. 23: alimentazione e nutrizione sono due concetti completamente distinti: con un pasto è possibile alimentarsi molto ma, allo stesso tempo, nutrirsi in modo insufficiente.**

Come conseguenza di quanto sopra, dobbiamo saper distinguere tra salute e benessere. La prima può essere tecnicamente definita come l'assenza di malattie, mentre il benessere è un insieme di condizioni relative al nostro corpo che ne determinano il funzionamento ottimale e sono rispecchiate all'esterno dal nostro stato di forma fisica, dall'umore e dal nostro aspetto generale.

L'estetica infatti è lo specchio del benessere; la qualità della pelle di una persona, ad esempio, è sì influenzata dal tipo di creme applicate ma è anche uno specchio fedele del grado di benessere e della completezza della nutrizione che la persona sta apportando al suo organismo. Allo stesso modo, io posso clinicamente essere sano ma avere un fastidioso mal di testa ogni mattina quando mi sveglio, o sentirmi spesso stanco, eppure tutti i miei esami sono a posto e non riscontrano anomalie patologiche di alcun tipo.

Alla classica domanda: «Come stai?», pochi rispondono di stare "molto bene" o, addirittura, "benissimo". Eppure queste persone spesso non sono affette da malattie, quindi teoricamente sono in piena salute. Cosa manca loro quindi per poter sperimentare il massimo grado di benessere di cui potrebbero essere capaci? Per capirlo, dobbiamo analizzare qual è la situazione degli alimenti che troviamo ogni giorno sulle nostre tavole.

**Eccessi e carenze**

Per capire ciò che sta avvenendo oggi a livello di qualità e disponibilità degli alimenti, facciamo un rapido raffronto con quanto avveniva nel nostro Paese circa cinquant'anni fa. A quell'epoca, dai dati del Ministero della Salute, il consumo pro-capite annuo di alimenti era di circa 200 kg. Oggi questo dato è aumentato del 30% e il nostro consumo pro-capite annuo è passato a circa 300 kg. In altre parole mangiamo mediamente di più.

Ciò è dovuto a una maggiore disponibilità dei cibi, il che, purtroppo, ha portato a una diminuzione della loro qualità. Se a questo aggiungiamo che la quantità di attività fisica, con l'automazione e la tecnologia, si è ridotta drasticamente rispetto al passato, iniziamo a capire come questi fattori abbiano un effetto sinergico per il diffondersi dell'epidemia di sovrappeso di cui abbiamo parlato in precedenza. Negli alimenti che troviamo oggi sulle nostre tavole, sono presenti una serie di eccessi e di carenze, che possiamo riassumere come segue:

- *eccessi*: grassi; zuccheri; sali; pesticidi; ormoni; conservanti; carboidrati; fertilizzanti;
- *carenze*: vitamine; minerali; proteine; micronutrienti; fibre; acqua; antiossidanti.

Appare evidente che, riducendo le porzioni nei nostri piatti allo scopo di limitare il numero di calorie assunte, riduciamo gli eccessi ma aumentiamo le carenze alimentari, fornendo al nostro organismo quantità ancora inferiori di elementi che già erano presenti in modo insufficiente. Da notare che si tratta comunque di carenze di tipo "marginale", non "sostanziale", ovvero il cui effetto può avere conseguenze serie sulla nostra salute solo se perpetrato per un periodo molto lungo: anni o addirittura decenni. Se si trattasse infatti di carenze sostanziali, probabilmente la maggior parte delle persone che popola il nostro pianeta oggi non sarebbe più in vita.

**SEGRETO n. 24: negli alimenti che troviamo normalmente oggi sulle nostre tavole, sono presenti una serie di eccessi e di carenze nutrizionali. Riducendo le calorie, rischiamo di aumentare queste carenze alimentari, con conseguenze potenzialmente molto gravi nel lungo periodo.**

Per rendersi meglio conto di questo fenomeno, basta pensare al dato, non molto diffuso, secondo il quale la frutta e la verdura sviluppano ben l'80% dei loro nutrienti essenziali, ovvero vitamine, minerali, antiossidanti ecc., nell'ultima settimana in cui restano attaccate alla pianta. Al giorno d'oggi, per motivi commerciali, frutta e verdura vengono colte molto prima, refrigerate per poter essere distribuite nei supermercati e, di fatto, non contengono quello che la natura ha previsto che contengano per poterci dare il massimo beneficio quando le ingeriamo.

### Come assumere i micronutrienti

I micronutrienti di cui ha bisogno il nostro organismo vanno necessariamente assunti con il cibo, che li contiene in maniera a noi invisibile. Quando mangiamo una mela, ad esempio, non possiamo vedere le vitamine che questa contiene ma dobbiamo fidarci che ci siano. Paragonando il nostro organismo a qualcosa di dinamico, come un fiume, e non a qualcosa di statico come uno stagno, a causa del continuo ricambio che avviene tramite l'assunzione idrica e l'eliminazione con l'urina, appare evidente che l'apporto di molti micronutrienti, quelli detti "idrosolubili", ovvero solubili in acqua, deve anche essere costante durante la giornata se vogliamo garantire il massimo funzionamento del nostro sistema.

**SEGRETO n. 25: il nostro organismo può essere paragonato a un fiume e non a una pozza d'acqua stagna, ovvero è un sistema dinamico che ha bisogno dell'assunzione dei nutrienti in maniera costante durante l'arco della giornata.**

Spesso, però, la realtà dei fatti è abbastanza complessa e, volendo fare uso esclusivamente di cibi naturali, ci potremmo trovare in difficoltà. Prendiamo l'esempio di alcune vitamine. Molti recenti studi hanno dimostrato che il nostro organismo ne ha bisogno in quantità ben superiore a quella che si riteneva fosse sufficiente, ossia la famosa "dose raccomandata" qualche anno fa.

Tutti hanno sentito parlare della vitamina C, e quasi tutti sanno che ci può aiutare a difenderci da raffreddore e influenza, come le aziende farmaceutiche ci comunicano prontamente quando si avvicina la stagione fredda. La quantità giornaliera raccomandata dal Ministero della Salute è di 70 g e la possiamo assumere con un arancio. Tuttavia, mangiare un solo arancio la mattina, non ci consente di mantenere il livello di vitamina C per tutta la giornata, quindi ne dovremmo mangiare metà la mattina e metà il pomeriggio, il che potrebbe iniziare a diventare laborioso.

Tuttavia, i migliori nutrizionisti al mondo, tra cui premi Nobel per la medicina come il dottor Louis Ignarro dell'Università UCLA di Los Angeles, raccomandano apertamente un'assunzione minima di almeno 500 mg di vitamina C al giorno, per rinforzare il sistema immunitario e trarne il massimo effetto benefico. Per fare ciò, dovremmo mangiare ben sette arance al giorno, suddivise durante tutta la giornata. Se ciò può sembrare laborioso o poco pratico, abbiamo un'alternativa, sempre restando sui cibi naturali: mangiare un etto di peperoncino al giorno!

Per quanto riguarda la vitamina D, che è fondamentale, ad esempio, per la salute delle ossa, la sua fonte migliore, restando nel campo dei cibi naturali, è il fegato degli animali, che filtra tutto ciò che l'animale ingerisce. Assumendo di riuscire, per motivi pratici, a mangiare una porzione di fegato tutti i giorni (magari la mattina a colazione!) dobbiamo tenere presente un fattore importante. Negli ultimi anni, la qualità dei cibi che vengono fatti assumere agli animali, per motivi economici, è nettamente peggiorata e quindi, insieme al fegato, rischiamo di assumere molti altri elementi indesiderati che ci potrebbero portare tutta un'altra serie di problemi.

La vitamina A, invece, è presente nell'olio di fegato di merluzzo e per garantirne un adeguato apporto al nostro organismo dovremmo assumere ogni giorno questo "gustosissimo" alimento. In alternativa, quattro uova al giorno ci assicurano la quantità di vitamina A di cui abbiamo bisogno. Con questa soluzione, però rischiamo di vedere il valore del nostro colesterolo schizzare alle stelle.

Altro alimento molto ricco di vitamina A è il latte, ma ne dovremmo bere quattro litri al giorno, tutti i giorni, per raggiungere le dosi consigliate dai nutrizionisti. Infine il pomodoro, com'è noto, è molto ricco di vitamina A. Per raggiungere le dosi consigliate ne dovremmo assumere dieci al giorno.

Per quanto riguarda la vitamina E, questa è presente in grande quantità nell'olio di semi di arachide. Basta assumerne mezzo bicchiere al giorno per risolvere il problema. In alternativa, potremmo assumere tre etti di noci ogni giorno. Infine, dobbiamo tenere in considerazione che le vitamine sono danneggiate dalla cottura e a volte anche dall'ossigeno. Un'aranciata tenuta all'aria già non ha più la stessa quantità di vitamina C che aveva all'origine.

Se per le vitamine la situazione è complicata, per un'altra grande famiglia di micronutrienti essenziali, ovvero i minerali, lo scenario non è migliore. Giusto per fare qualche esempio, per assumere la quantità di ferro necessaria al funzionamento ottimale del nostro organismo, secondo gli esperti dovremo assumere 800 g di carne al giorno e per assumere la giusta dose di potassio, ben cinque banane al giorno.

Appare evidente che tutto ciò è poco pratico, se non addirittura impossibile da implementare in maniera sostenibile nella nostra routine alimentare quotidiana. Gli integratori alimentari ci consentono semplicemente di facilitarci la vita. Esattamente come l'automobile o il telefono cellulare.

Certo, ci sarà sempre qualcuno che obietterà che l'uomo è fatto per andare a piedi, e non con l'automobile, e che la vera comunicazione è quella di persona, non quella tramite telefonia cellulare. Tuttavia, se valutiamo i vantaggi, in termini di praticità e di possibilità che queste due soluzioni "non naturali" ci offrono quotidianamente, non possiamo non osservare che ci rendono la vita molto più semplice. Assumere una tavoletta di vitamine o di minerali a ogni pasto principale è infinitamente più pratico, economico e attuabile delle soluzioni descritte sopra, con cibi naturali.

**SEGRETO n. 26: gli integratori alimentari ci consentono di facilitarci la vita nel campo della nutrizione, esattamente come l'automobile o il telefono cellulare nel campo dei trasporti e della comunicazione.**

In altre parole, gli integratori alimentari non sono altro che un modo tecnologico, creato dall'uomo, per rendere una corretta nutrizione semplice ed efficace. Come abbiamo visto, il loro utilizzo, al giorno d'oggi, è diventato una vera e propria necessità, soprattutto da quando interessi economici stanno governando i mercati alimentari e nei cibi che abbiamo a disposizione nei supermercati semplicemente non sono più presenti gli elementi che ci sono in natura.

Fatta eccezione per quei pochi fortunati che hanno la possibilità di rifornirsi direttamente dai contadini o dai coltivatori.

Detto tutto ciò, è anche mio dovere specificare, semmai ce ne fosse bisogno, che una compressa di un multivitaminico non sostituirà mai completamente un frutto. Per questo si chiama "integratore": è qualcosa che integra e, appunto, non sostituisce. Ciò è vero per un semplice motivo: la frutta esiste da quando esiste la terra, milioni, forse miliardi di anni, mentre la scienza che studia la composizione degli integratori alimentari, nel migliore dei casi, ha mezzo secolo di storia. In questi pochi anni, gli scienziati sono ancora lontani dall'essere riusciti a copiare completamente quello che la natura ha sviluppato in un periodo infinitamente più lungo.

Ad esempio, nel frutto del melograno sono stati recentemente scoperti ben 1500 fitonutrienti che erano completamente sconosciuti ai ricercatori precedenti. Prima che questi elementi vengano compresi appieno e sintetizzati in laboratorio per poter essere racchiusi in una tavoletta, passerà ancora molto tempo, se mai sarà possibile; ecco perché l'apporto della frutta e della verdura non potrà mai e per nessun motivo essere sostituito da integratori alimentari.

**Quali integratori scegliere**

Entrando in una farmacia o in un supermercato, è facile restare disorientati dall'enorme quantità di integratori alimentari esposti sugli scaffali, di ogni marca e tipologia. Dispiace dover affermare che molte delle società produttrici sono poco serie e hanno come unico obiettivo quello di alleggerire il portafogli dei loro clienti, magari con messaggi ingannevoli circa gli effetti benefici del loro prodotto. Un'adeguata preparazione su cosa acquistare può certamente fare la differenza in questo caso.

La prima distinzione da fare è quella relativa alle macrocategorie di integratori che è consigliabile assumere regolarmente. I migliori nutrizionisti raccomandano, in modo concorde, l'assunzione quotidiana dei seguenti integratori:

- multivitaminico: come abbiamo visto, compensa ciò che spesso non è più presente, per motivi commerciali, nella frutta e nella verdura. È consigliabile assumere tavolette a basso dosaggio e in modo distribuito durante la giornata;

- integratore di minerali: valgono le stesse considerazioni fatte per le vitamine;
- integratore di fibre: sopperisce alla scarsità di fibre negli alimenti comuni a nostra disposizione, che sono sempre più raffinati e privati industrialmente di questi elementi. Le fibre favoriscono il buon funzionamento del tratto intestinale e il senso di sazietà, rallentano l'assorbimento degli zuccheri nel sangue e quindi l'innalzamento della glicemia;
- integratore di acidi grassi Omega-3 e Omega-6: fondamentale per il benessere del sistema cardiovascolare. Per gli innumerevoli e scientificamente documentati benefici di questi acidi grassi rimando a più specifiche pubblicazioni sull'argomento;
- integratore di antiossidanti: per contrastare la formazione dei radicali liberi, responsabili dell'invecchiamento, e per rinforzare il sistema immunitario.

In molti anni di studio e ricerca sul tema della nutrizione, posso dire di avere provato personalmente quasi ogni marca e tipo di integratori presenti sul mercato italiano. Alcuni con ottimi risultati, altri un po' meno. Attualmente supporto ogni giorno la mia alimentazione con integratori nutrizionali e sono convinto che questo sia un investimento sul mio futuro, oltre che un concreto supporto al mio stato di benessere quotidiano. Quando qualcuno, vedendomi assumere degli integratori prima di un pasto, mi chiede: «Ma tu continuerai a prendere queste tavolette per sempre?», gli rispondo: «No, credo che continuerò per altri cinquanta o sessant'anni al massimo, dopo di che credo proprio che smetterò!»

Se anche a te interessa questo tema, ti fornisco qui di seguito alcune linee guida relative alle caratteristiche che una valida società produttrice di integratori alimentari dovrebbe avere:

- essere un'azienda rinomata, presente sul mercato da molti anni e con molte referenze di clienti soddisfatti;
- poter contare su uno staff medico-scientifico che formula prodotti di assoluto prestigio e affidabilità, idealmente comprendente personaggi insigniti con riconoscimenti prestigiosi da parte della comunità scientifica mondiale;
- essere una società che immette i prodotti sul mercato tramite il sistema di vendita diretta. Questo metodo consente alla società di risparmiare circa il 73% del prezzo totale dei prodotti sui

costi di distribuzione, intermediazione, promozione e forza vendita, consentendole così, se la società è seria e affidabile, di reinvestire questi capitali nella ricerca e di avere prodotti qualitativamente più avanzati rispetto a società che distribuiscono con canali di vendita tradizionali. Questo punto, per chi volesse approfondirlo, è chiaramente esplicitato nel già citato libro *La nuova rivoluzione del benessere* del grande economista americano Paul Zane Pilzer;

- essere una società produttrice che metta a disposizione un'assistenza personalizzata, con una persona esperta che possa seguire il cliente, aiutandolo a trarre il massimo beneficio dall'uso di questi prodotti.

**SEGRETO n. 27: la scelta di quali integratori assumere richiede preparazione e informazione ed è bene seguire una lista di parametri che la società produttrice dovrebbe avere, prima di procedere all'acquisto.**

Per quanto mi riguarda, dopo molti anni di ricerca, ho finalmente trovato un'azienda che risponde a tutti questi parametri e i cui prodotti considero oggi la migliore soluzione, a livello di rapporto prezzo/qualità, presente sul mercato italiano. Se ne vuoi sapere di più, sarò felice di condividere con te questa mia “scoperta”, spiegandoti come fare per poter provare questi prodotti e poterne verificare in prima persona i benefici.

RIEPILOGO DEL CAPITOLO 5:

- SEGRETO n. 22: l'assunzione di integratori alimentari è fondamentale, nell'ambito di un regime alimentare controllato, per garantire all'organismo il giusto apporto di alcuni elementi nutritivi normalmente non presenti nel cibo a nostra disposizione.
- SEGRETO n. 23: alimentazione e nutrizione sono due concetti completamente distinti: con un pasto è possibile alimentarsi molto ma, allo stesso tempo, nutrirsi in modo insufficiente.
- SEGRETO n. 24: negli alimenti che troviamo normalmente oggi sulle nostre tavole, sono presenti una serie di eccessi e di carenze nutrizionali. Riducendo le calorie, rischiamo di aumentare queste carenze alimentari, con conseguenze potenzialmente molto gravi nel lungo periodo.
- SEGRETO n. 25: il nostro organismo può essere paragonato a un fiume e non a una pozza d'acqua stagna, ovvero è un sistema dinamico che ha bisogno dell'assunzione dei nutrienti in maniera costante durante l'arco della giornata.
- SEGRETO n. 26: gli integratori alimentari ci consentono di facilitarci la vita nel campo della nutrizione, esattamente come l'automobile o il telefono cellulare nel campo dei trasporti e

della comunicazione.

- SEGRETO n. 27: la scelta di quali integratori assumere richiede preparazione e informazione ed è bene seguire una lista di parametri che la società produttrice dovrebbe avere, prima di procedere all'acquisto.

# Conclusione

Se hai completato la lettura di questo ebook, ti faccio i miei sinceri complimenti. Hai dimostrato di essere veramente determinato a fare qualcosa per migliorare la tua condizione fisica, qualunque essa sia in questo momento. Il tuo proposito potrebbe essere quello di eliminare quei 4-5 kg in eccesso che, nonostante uno stile di vita sano e la pratica regolare di un'attività sportiva, da qualche anno hai accumulato nelle zone "strategiche" e non riesci in nessun modo a buttare giù. Oppure quello di cambiare completamente la tua fisionomia perdendo i 20 o 30 kg in eccesso che, da molto tempo, ti stanno creando ogni sorta di problemi, sia a livello di salute che a livello sociale.

Il primo step, quello di acquisire le giuste informazioni che i migliori scienziati ci hanno messo a disposizione dopo anni di studio specializzato, è fatto. Ora ti attende il secondo è più importante step: quello di metterle in pratica e di creare nuove abitudini alimentari e di stile di vita. Quelle che, senza cambi radicali o un uso eccessivo della volontà, ti possano condurre, in maniera graduale, verso una destinazione completamente diversa rispetto a quella che avresti raggiunto, metaforicamente, continuando sullo stesso cammino su cui sei ora.

Avere un corpo sano, pieno di energia e di cui poter essere fieri è veramente alla portata di tutti, però, come in tutte le cose nella vita, bisogna "fare" qualcosa per averlo e bisogna vincere la nostra resistenza che ci conduce verso ciò che è più facile e più comodo. I benefici e le ricompense, però, possono essere enormi in questo caso. Prenderci cura di noi stessi e investire sulla nostra salute è qualcosa che di certo non rimpiangeremo mai!

Marco Germani

mgermani@email.it

www.ingramcontent.com/pod-product-compliance
Ingram Content Group UK Ltd.
Pitfield, Milton Keynes, MK11 3LW, UK
UKHW022015190726
13853UKWH00005B/1947